I0000881

Renaud

T_{d}^{127}
70

Td $\frac{127}{70}$.

OBSERVATION

SUR UNE FRACTURE COMMINUTIVE

DE LA JAMBE DROITE,

SUIVIE DE TÉTANOS.

Par J. P. RENAUD, ancien Chirurgien des Armées, Docteur en Médecine de la Faculté de Montpellier, Professeur particulier d'Anatomie et de Pathologie, Médecin du Bureau de Bienfaisance des Ouvriers Maçons, Charpentiers, etc. Membre de plusieurs Sociétés de Médecine.

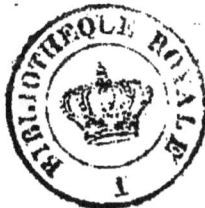

A GRENOBLE,

De l'Imprimerie de DAVID aîné, place Neuve.

1812.

OBSERVATION

Sur une fracture comminutive de la jambe droite, suivie de tétanos.

Les observations sont l'histoire de la Médecine, les systèmes en sont les fables.

Tous les progrès dans l'art de guérir, même les plus faibles, sont une richesse qui appartient au genre humain, et l'on ne doit taire aucune découverte, dût-elle n'avoir d'autre effet que celui de préparer des inventions plus précieuses et d'un intérêt plus général. La résistance invincible d'une malade à une opération, qui avait été jugée indispensable par une réunion de plusieurs Médecins et Chirurgiens de cette ville, a forcé l'homme de l'art, chargé du traitement, à recourir à d'autres moyens; il ne fallait pas qu'une obstination si fatale privât cette infortunée des derniers secours de l'art, quelque désespérée que parût sa situation. L'issue de la maladie prouve qu'elle a eu raison de résister, puisqu'elle a eu le bonheur de trouver sa guérison dans le bandage dont je donnerai connaissance à la suite de cette observation.

MM. les Médecins et Chirurgiens qui ont bien
voulu suivre le traitement de cette maladie , ont
vu avec plaisir ce nouveau genre d'appareil , et
ils ont pensé qu'il y aurait quelque bien à rendre
public le fruit de mes réflexions ; en cédant à leurs
conseils, je m'estimerai heureux si mon travail est
accueilli avec indulgence, et si le bandage que j'ai
imaginé peut recevoir la sanction des hommes ins-
truits , à qui j'ai l'honneur d'adresser cette observation.

———————

Le 22 avril dernier , *Hélène Perret* , femme
Amblard, âgée de 28 ans, d'une constitution foïble,
habitant le village de Saint-Ismier, situé à deux
lieues de Grenoble , se trouvait près d'un rocher ,
au pied duquel est assis son hameau , lorsqu'une
pierre énorme, détachée du sommet de ce rocher,
vint à tomber sur elle, de manière que tout le choc
fut reçu par la jambe droite ; la presque totalité
des parties dures et molles de ce membre , furent
brisées et broyées.

On transporta jusques chez elle cette infortunée ,
au milieu des souffrances les plus vives et les plus
cruelles. Je fus appelé le lendemain ; le cas était
très-grave et devait exiger des soins et une assiduité
que la distance aurait rendus difficiles. J'obtins que
la malade serait transportée à Grenoble. Un ban-

dage compressif suspendit l'hémorragie des artères péronières et tibiale antérieure.

Aussitôt son arrivée je procédai à l'application du premier appareil.

La plaie s'étendait depuis le dessous de l'articulation supérieure du péroné, jusques près de la partie inférieure de cet os ; de la crête antérieure du tibia , jusqu'à la partie postérieure moyenne de la jambe. Tout ce qui est compris dans cet intervalle , était complétement dilacéré ; le tibia et le péroné étaient pour ainsi dire moulus ; plusieurs esquilles sortaient par la plaie; la plus grosse avait percé la peau à la partie interne de la jambe : il y avait encore, dans le milieu du jarret, une autre plaie assez profonde , et de deux pouces de largeur.

Après l'extraction de plusieurs esquilles libres , et le replacement du plus grand nombre de celles adhérentes , j'appliquai le bandage de Scultet, et le membre fut mis dans une situation avantageuse.

Prescription des remèdes.

Boissons acidulées, potion calmante.

Le lendemain 24 (trois jours après l'accident), je fis appeler en consultation MM. *Bilon* , père et fils ; *Sylvi* et *Fournier* , Médecins et Chirurgiens en chefs de l'Hospice civil et militaire de cette ville.

L'état de la plaie fut reconnu : il y avait un gonflement considérable et quelques points gangrenés; la malade était abattue, le pouls serré, le pied presque insensible ne pouvait plus se soutenir sur le talon.

Tous ces symptômes, le fracas des deux os, leur perte de substance, le déchirement des parties molles, la foiblesse du tempérament de la malade, et sur-tout la lésion des principaux vaisseaux et nerfs de la jambe, ne laissèrent, à ces MM. et à moi, aucune espérance que le membre pût être conservé. L'amputation fut donc reconnue indispensable et proposée aussitôt aux parens et à la malade; mais tous s'y opposèrent, et aucune espèce de raison, aucun sentiment d'humanité, la presque certitude de la mort, rien ne put vaincre une opiniâtreté, que je puis appeler barbare, chez les parens de cette infortunée.

Il fallut se résoudre à un traitement impuissant; les plaies furent pansées avec une décoction de quinquina camphrée.

Continuation des remèdes internes.

Le 3o, les plaies commencèrent à se dégorger, et la suppuration à s'établir.

Le 4 mai, séparation de quelques escarres gangreneuses. Continuation du traitement, diète moins rigoureuse. Les jours suivans, les escarres tombèrent en grande partie ; les plaies devinrent sensibles. Douleur fixe au talon.

Le 12, manifestation d'un léger trismus, qui resta stationnaire pendant les jours suivans. Dans cet intervalle, la fièvre se développa, la peau devint brûlante, la tête douloureuse, la langue sèche, avec une soif ardente ; la suppuration avait diminué ; et malgré la position avantageuse de la jambe, malgré les mouvemens d'extension et de contre-extension que j'opérois à chaque pansement, la jambe se raccourcissait à vue d'œil, et les chairs faisaient une saillie considérable sur toutes les parties externes de la jambe.

J'employai alors le digestif sur les plaies et à l'intérieur, camphre, musc, opium, tisanne de poulet aromatisée.

Le 18, le trismus avait gagné tous les muscles de la face, et les jours suivans, la plupart des régions musculaires de la tête et du cou étaient prises. Constipation opiniâtre, douleur vive à la jambe, qui était raccourcie de trois pouces.

Traitement, liniment avec l'opium, le camphre et le musc sur les parties affectées du tétanos ; vesicatoires et frictions mercurielles aux extrémités supérieures. Continuation du régime intérieur.

Du 18 au 28, la maladie prit le caractère le plus grave ; les accidens se succédaient et s'aggravaient d'une manière rapide et effrayante.

Le raccourcissement était progressif; les fragmens osseux offraient un chevauchement déjà très-fort, et la hernie des muscles gagnait en volume ce qu'ils perdaient en longeur. Chaque pansement faisait éprouver des douleurs aigues à la malade, et le moindre mouvement mettait en jeu toutes les pièces osseuses.

La fièvre et sur-tout le tétanos avaient fait des progrès tels, que non-seulement les muscles des régions maxillaires et inter-maxillaires étaient affectées, mais encore ceux des régions linguales et palatines, cervicales, superficielles et profondes.

Pendant ces dix jours, il fut impossible de faire prendre d'autre nourriture à la malade, que quelques cuillerées de boisson, ou de potion que l'on introduisait entre les dents.

Cependant, je remarquai qu'après chaque pansement, la plupart des phénomènes nerveux étaient suspendus momentanément, ce qui était dû à l'extension et à la contre-extension que j'aurais désiré pouvoir rendre constante; je sentais bien la nécessité d'appliquer un bandage extensif, mais la position et l'étendue de la plaie opposaient, comme il est facile de le concevoir, des difficultés sans nombre à l'application de ceux de Dessault ou de Boyer; il en fallait un dont l'effet ne fût pas suspendu par l'intervalle des pansemens. Je parvins enfin à en

faire exécuter un , et le 28 il fut appliqué ; c'est
celui qui sera décrit à la suite de cette observation.

Son effet fut des plus marqués ; la malade n'avait
pas eu un seul moment de repos depuis son accident ; l'application du bandage fut suivie d'un sommeil de quatre heures ; les douleurs, tant générales
que locales , s'appaisèrent ; la suppuration reparut
et présenta des caractères favorables ; la hernie
musculaire s'affaissa peu à peu, et l'état tromatique
disparut. Déjà le 8 juin la malade pouvait ouvrir
la bouche et recevoir de légers alimens ; les éva-
cuations s'étaient réglées , et les urines mêmes
étaient plus abondantes. L'œdematie de l'extrémité
malade se dissipa.

Au 26 de ce mois, tous les accidens avaient
disparu ; le régime était plus nourrissant ; la plaie
pansée successivement , à la charpie sèche et au
cérat , était devenue très-belle ; de légers causti-
ques favorisaient son affaissement ; plusieurs petites
esquilles avaient été extraites.

Enfin , la cicatrice de cette large plaie a été
lente, mais complète et solide, et sur la fin d'août,
quatrième mois de l'accident, le membre s'est trouvé
aussi long que l'autre , et à peu de difformité près la
malade s'en sert depuis avec toute la facilité pos-
sible.

RÉFLEXIONS.

La cure dont je viens de rendre compte, est un
de ces cas très-rares, où les indications les plus cer-
taines et les plus constantes semblent être démen-
ties en faveur de l'individu conservé.

L'opiniâtreté de la malade, des soins attentifs
et assidus de la part du Médecin, et une indulgence particulière de la nature, sembleraient con-
damner la première intention d'amputer, si les
symptômes qui se sont succédés, pendant un mois
entier, n'avaient donné, chaque jour, occasion
de regretter que cette opération n'eût pas eu lieu.

L'application même du nouvel appareil, eût-
elle été plus prompte, n'aurait pu ni parer, ni
remédier à tant d'accidents particuliers, pouvant se
joindre à ceux qui se sont manifestés, et dont
la prévoyance avait dû déterminer l'opinion de
MM. les Médecins et Chirurgiens qui consultèrent
avec moi.

Cependant le cas qui nous occupe, permet de
répéter ce qui a été dit tant de fois : Si dans beau-
coup d'occasions on se décide facilement à amputer, on peut même ajouter légèrement : Si cette
opération est familière, sur-tout aux armées, c'est
qu'on n'a point assez de confiance dans les ressources de la nature ; on s'exagère la difficulté et l'in_

certitude des moyens par lesquels on pourrait tenter la conservation d'un membre ; d'ailleurs, l'évènement est si flatteur, le succès si prochain, que j'ai vu, dans les hôpitaux, des malades assez courageux, pour hâter eux-mêmes le moment de l'opération.

Il ne faudrait pas croire toutefois, d'après les suites heureuses de cette observation, que le cas ne nécessitait pas l'amputation du membre malade ; jamais ensemble d'accidens, plus graves, plus complets, plus pressans, n'en donnèrent l'indication. Le succès dans cette circonstance, ne devrait donc pas faire exposer un malade aux chances, toujours douteuses, d'un pareil résultat, et faire rejeter ou différer une opération qui sera toujours dans une semblable collection de symptômes, l'unique ressource propre à assurer la guérison.

Quand les accidens sont graves et pressans, les moyens pour les arrêter doivent être décisifs, et dans presque tous les grands cas chirurgicaux, la nature seule ne saurait lutter avec avantage contre les agens destructifs. Ce droit lui est justement acquis dans d'autres circonstances ; mais ici son pouvoir a des limites, et l'art qui n'est que son esclave, est le seul dans ces affections pathalogiques qui doive lui rendre la puissance et l'énergie propres à faire triompher le principe de vie sur la cause morbifique.

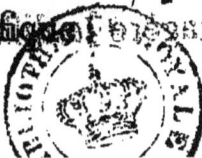

Nous voyions les accidens se succéder et s'aggra-
ver dans une progression effrayante ; un désordre
général semblait annoncer une destruction pro-
chaine, et l'inefficacité des moyens connus ne
laissait rien à espérer. Nous reconnaissions bien que
l'extension procurait un mieux être à la malade,
et que ce moyen était le seul de la soulager et de
suspendre, pour ainsi dire, un moment ses souffrances; mais il aurait fallu rendre cette extension
continuelle, et aucun des bandages, adoptés jusqu'à
présent, ne pouvait s'appliquer d'après la situation
et l'étendue des plaies.

Il eut fallu agir continuellement, suivant l'axe
du membre et dans des sens contraires, sur les
fragmens osseux; opposer à l'action musculaire,
sans cesse agissante, une résistance permanente
et progressive; assujettir la totalité du membre,
sans permettre de mouvement, même dans les
contiguités ou articulations; panser les plaies et
changer les pièces de l'appareil contentif, sans
déranger les puissances extensives et contre-exten-
sives; faire une extension graduelle dans une progression presque insensible; exercer les points de
compression sur les surfaces les plus larges du
membre.

Il fallait aussi pouvoir présenter le bassin à la
malade, la déplacer elle-même pour faire son lit ;

et si elle venait à reprendre des forces, il fallait qu'elle pût se mettre sur son séant, sans que l'appareil en fût dérangé.

Toutes ces conditions à remplir semblent l'avoir été par le prompt succès du bandage ; la simplicité de sa construction et la facilité de s'en servir, semblent aussi devoir en recommander l'usage dans les fractures comminutives des extrémités inférieures.

S'il est des jouissances particulières au Médecin, la plus douce doit être le moment où ne trouvant plus de secours dans les moyens connus et sur le point de voir succomber un malade, il a le bonheur de trouver, hors des sentiers battus, le remède qui doit rendre à une famille éplorée celui dont elle pleurait déjà la perte, et de fournir de nouvelles ressources à l'art de guérir. Quand les ravages rapides du principe morbifique envahissent successivement toutes les parties du domaine de la vie et ne sauraient être arrêtés, dans ce moment terrible et de désespoir pour la médecine, qu'une idée lumineuse vienne à briller et fasse découvrir une nouvelle puissance à opposer à la cause destructive ; qu'une prompte application soit suivie d'un prompt succès ; où trouver un plus juste motif d'une joie vive et pure ! Quel triomphe plus beau et plus consolant pour l'humanité, que celui remporté sur la mort, et qui loin de faire couler des larmes, vient en tarir la source !

Qu'on se fasse donc une idée de ce que j'éprouvai au moment où cessèrent tous les obstacles que m'opposait la maladie, et lorsque je vis un sommeil paisible succéder à quinze jours et quinze nuits de veilles douloureuses !

———

Je passe à la description de l'appareil qui m'a servi dans cette cure, et qui peut, je crois, s'appliquer au plus grand nombre des fractures de la jambe avec comminution. J'en ai fait graver les diverses pièces.

Deux tiges en bois *(fig. 1.re)* de o mètre 8,121 (3o pouces) de longueur sur 45 millimètres (20 ligne) de large, remplissant les fonctions d'attelles ; l'une est d'une seule pièce ; l'autre, un peu plus épaisse, se trouve divisée en trois parties ; une supérieure (n.° 1) ayant 16 $^{cent.}$ 242 de long (6 pouces) ; une moyenne (n.° 2) de 37 $^{cent.}$ 898 (14 pouces), et celle inférieure (n.° 3) de 27 ^{cent} 7 (10 pouces ; cette dernière partie porte dans le milieu de son épaisseur une coulisse à queue longue de 21 $^{cent.}$ 656 (8 pouces) : une semblable se trouve dans l'autre attelle (*FF*) ; la pièce (n.° 2) est évidée intérieurement dans les deux tiers de son épaisseur ; elle se réunit à celle d'en haut, à l'aide d'une charnière (*D*), et à celle inférieure par une brisure à enfourchement (*C*), retenue par une cheville.

Ces deux [tiges sont assemblées en bas par deux traverses (*E E*) de 16 ^{cent.} 242 (6 pouces) de long, 24 ^{cent.} 363 (9 pouces) d'épaisseur, et de même largeur que les attelles; de ces deux traverses, l'inférieure est fixe, et s'assemble sur la surface interne des tiges par deux enfourchemens qui laissent entre les tenons la libre circulation des coulisses à queues (*F F*); l'autre traverse est mobile, et se réunit de chaque côté à la partie supérieure des coulisses, à l'aide d'un tenon. Sur les deux surfaces les plus étroites de cette traverse, sont disposés quatre crochets *(G G G G)* pour assujettir les quatre courroies du coussinet brodequin *(A. f. 2)*.

Enfin, une vis de rappel *(H. f. 1)* retenue par un bouton au milieu de la traverse mobile, tourne dans le centre de la seconde; un écrou en bois (*I*) ramène graduellement la traverse supérieure sur l'inférieure, en opérant successivement, et d'une manière presque insensible, l'extension et la contre-extension du membre. Le brodequin coussinet *(A. f. 2)* enveloppe les parties inférieures de la jambe à une hauteur de 10 ^{cent.} 828 (4 pouces); il est échancré dans la partie qui reçoit le talon; et un lacet le serre sur le coude-pied; les côtés de l'échancrure recouvrent les parties latérales du pied, et portent chacune deux courroies pour être

fixées en (*GGGG*), (*fig.* 1.re *G.*) Un coussinet
(*B. fig.* 2) se terminant en pointe d'un côté, doit
être placé sous les œillets du brodequin ; ces deux
pièces sont en peau de mouton et rembourrées de
laine ; une semelle (*G*) arrêtée par quatre cordons
soutient le pied.

Pour fixer l'appareil, on a le cuissard (*C*) et la
genouillère (*D*), tous deux en cuir souple et dou-
blés d'un coussin en toile rembourré de laine ; le
premier a 10 ^{cent.} 828 (4 pouces de largeur) ; sa
longueur est proportionnée à la grosseur du membre ; il s'arrête par trois courroies et trois boucles
fixées aux extrémités. Sur les côtés sont cousus
solidement deux goussets en cuir, dont l'ouverture
dirigée en bas, est destinée à recevoir la tête des
tiges ou attelles. Dans les intervalles de chaque
gousset, un peu au-dessous, sont quatre boucles
pour fixer la genouillère.

Cette dernière partie a 33 ^{millim} 826 (15 lignes)
de largeur ; elle est aussi proportionnée pour la
longueur à la partie supérieure de la jambe, où
deux courroies et deux boucles doivent l'arrêter.
Quatre autres courroies, disposées sur les côtés,
vont se boucler à la partie antérieure du cuissard,
aux deux côtés de chaque gousset.

On doit reconnaître maintenant combien l'application de ce bandage est facile. Après la réduc-

tion de la fracture, le pansement des plaies et l'emploi des moyens contentifs les plus convenables, on assujettit le cuissard et la genouillère, en les réunissant par les courroies de communication. Le coussinet brodequin étant ensuite placé, on dispose l'appareil des attelles, de manière que celle brisée soit du côté de la plaie; on y fixe, par le moyen des crochets, les courroies du coussinet et les extrémités supérieures entrent dans les goussets du cuissard. C'est alors que l'écrou de la vis de rappel amène l'extension que l'on juge nécessaire.

Telles sont les modifications faites à l'appareil extensif des fractures des extrémités inférieures avec plaie.

Ayant obtenu le succès le plus complet que j'en pusse espérer, et la simplicité des moyens ayant été approuvée par MM. les Médecins et Chirurgiens qui ont bien voulu suivre la cure; me sera-t-il permis, ancien Chirurgien militaire, de former des vœux, pour que le Conseil de santé des armées, auquel j'adresse cette observation, croie devoir adopter ce bandage pour le service des hôpitaux militaires? Plus heureux encore, si je n'avais fait que préparer une plus grande perfection dans les moyens curatifs d'un cas aussi fréquent que terrible par ses ravages et par l'effroi qu'il répand!

En terminant cette observation, que l'intérêt de l'humanité m'a forcé à rendre publique, je réclame de l'indulgence pour mon style ; j'ai désiré d'être utile et non pas de briller par les charmes de l'éloquence ; on sait d'ailleurs que des observations de Médecine sont en quelque sorte un procès-verbal qui exclut toute espèce d'ornement : *Morbi , non eloquentia sed remediis curantur.* — *Cels. l.* 1 , *præf.* (1)

---

(1) Dans un Mémoire , que j'espère présenter sous peu sur les fractures comminutives en général , j'aurai deux observations à citer sur des fractures du col de l'humerus , avec l'uxation de l'extrémité supérieure de cet os , dans lesquelles j'ai réussi à réduire, par un nouveau moyen, l'une et l'autre en même temps, et à opérer une guérison radicale.

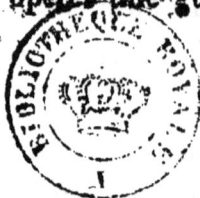

BIBLIOTHÈQUE ROYALE

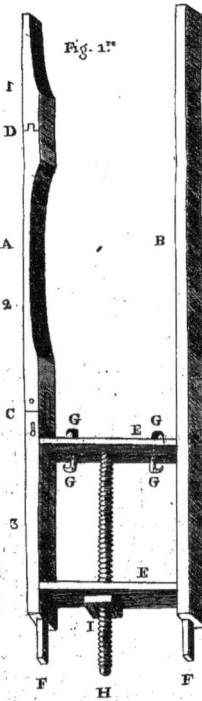

Fig. 1.ᵉ

Fig. 3

Fig. 2

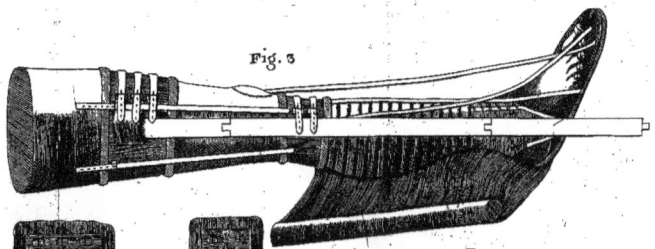

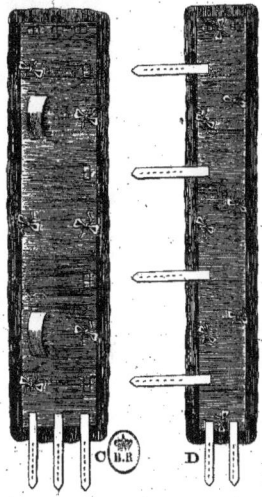

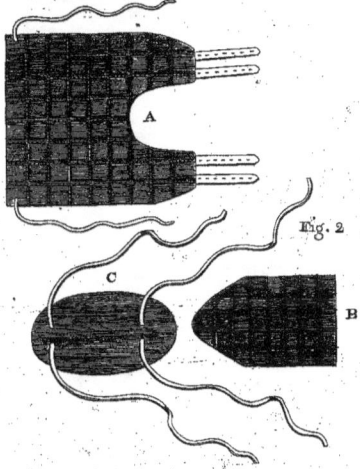

www.ingramcontent.com/pod-product-compliance
Lightning Source LLC
Chambersburg PA
CBHW032259210326
41520CB00048B/5705